# Pu der Bär

## oder wie man ewig jung bleibt

*A. A. Milne*

# Pu der Bär

## oder wie man ewig jung bleibt

*Mit Illustrationen von Ernest H. Shepard*

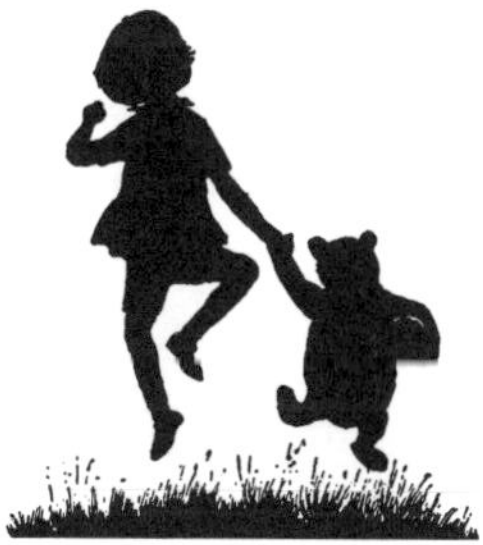

Cecilie Dressler Verlag · Hamburg

First published in the United States 1996 by Dutton Children's Books
Texte von A. A. Milne und Illustrationen von E. H. Shepard aus
*When We Were Very Young, Winnie-the-Pooh (Pu der Bär)* und
*The House at Pooh Corner (Pu baut ein Haus)*
Zitate nach der Übersetzung von Harry Rowohlt

Originaltitel: *Pooh's Little Fitness Book*

Text von Melissa Dorfman France
Layout von Adrian Leichter
Aus dem Englischen von Ulrike Wasel
und Klaus Timmermann
Gesamtherstellung: Clausen & Bosse, Leck
Printed in Germany 1998*
ISBN 3-7915-1312-5

# Pu der Bär

oder wie man ewig jung bleibt

# Einleitung

*Ein Bär, auch wenn er kerngesund,*
*Wird ohne Fitness kugelrund …*
*»Wär rank und schön ich wie ein Schwan!«,*
*denkt er und fragt: »Wie fang ich an?«*

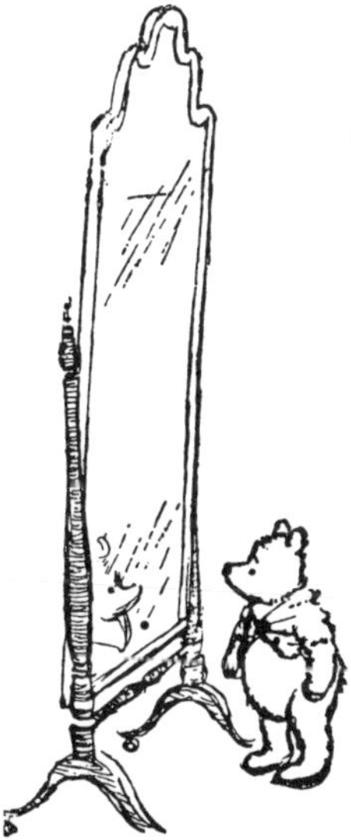

So abschreckend der Gedanke an intensive sportliche Betätigung für die meisten von uns auch sein mag, wohl kaum einer kann sich in der heutigen fitnessbewussten Zeit dem Gefühl entziehen, dass Bewegung genau das ist, wasss zzzu tun issst.

Wer vor der Vorstellung, regelmäßig Sport zu treiben, zurückschreckt, wird in diesem sehr nützlichen Büchlein, in dem Pu und seine Freunde zeigen, wie einfach sich Fitnessübungen in den Alltag integrieren lassen, Trost und Inspiration finden. Die Leserinnen und Leser werden agenehm überrascht sein, in welcher Weise so normale Aktivitäten wie »Ballongleiten« (zur Kräftigung des Oberkörpers), »Tannenzapfensammeln« (zur Straffung der Bauchmuskulatur) und »Ungestümsein« (eine hervorragende Aerobic-Übung) zur körperlichen Ertüchtigung beitragen.

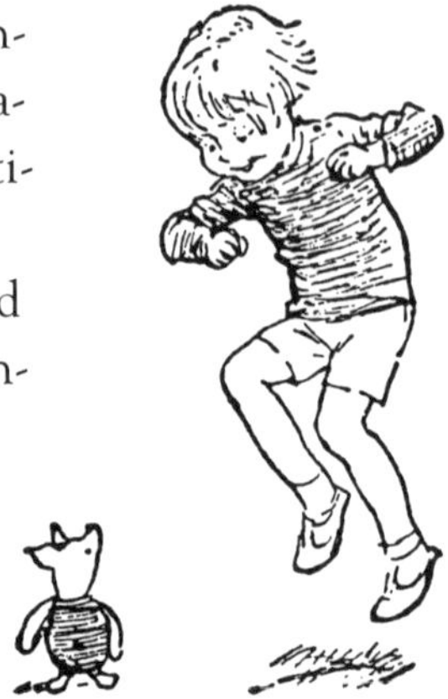

Neben zahlreichen Tipps für Gymnastik- und Konditionsübungen seitens der Bewohner des Hundertsechzig-Morgen-Waldes gibt das Buch auch Auskunft darüber, was sich beim Fitnesstraining im Wald empfiehlt und wovor man sich hüten sollte. Zudem vermittelt es aufmerksamen Lesern eine schlichte Erkenntnis: Die beste Übung ist im Grunde wie Pu - kurz, langsam und stets einen kleinen Imbiss vor Augen.

## Stretching und Aufwärmen

*Er hatte an jenem Morgen ein kleines Gesumm erdacht, während er vor dem Spiegel seine Kraftübungen machte: Tra-la-la, tra-la-la, und er reckte sich, so hoch er konnte, und versuchte dann seine Zehen zu erreichen.*

*Pu der Bär*

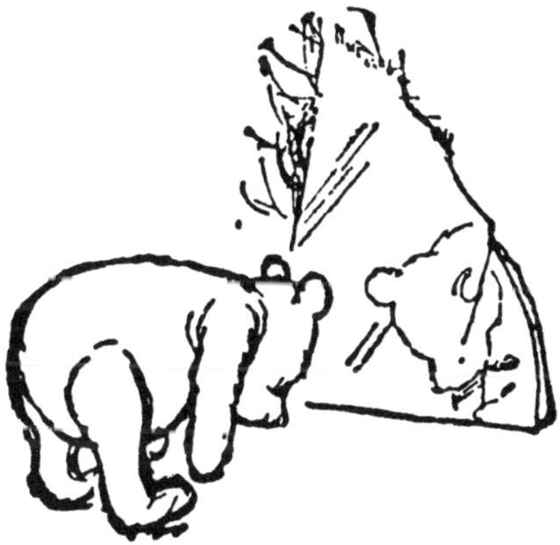

Vor jeder sportlichen Betätigung ist es wichtig, sich aufzuwärmen, am besten durch Stretching. (Wer keinen Sport machen möchte, kann sich mit tüchtigem Stretching auch für ein Nickerchen oder einen kleinen Mundvoll Irgendwas aufwärmen.)

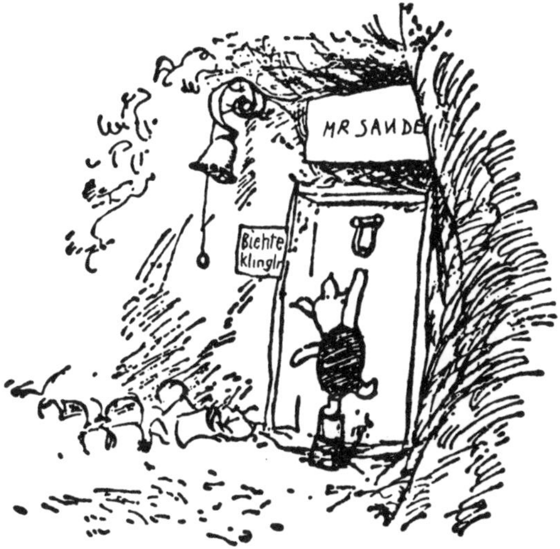


EMPFEHLUNG: Verwandle die einfachsten Aktivitäten in Stretching-Übungen. Besuche zum Beispiel einen Freund, der größer ist als du selbst, und strecke dich nach dem Türklopfer. Die Übung unbedingt auch mit dem anderen Arm wiederholen.

WARNUNG: Nicht übertreiben! Behutsames, allmähliches Stretching ist am besten.

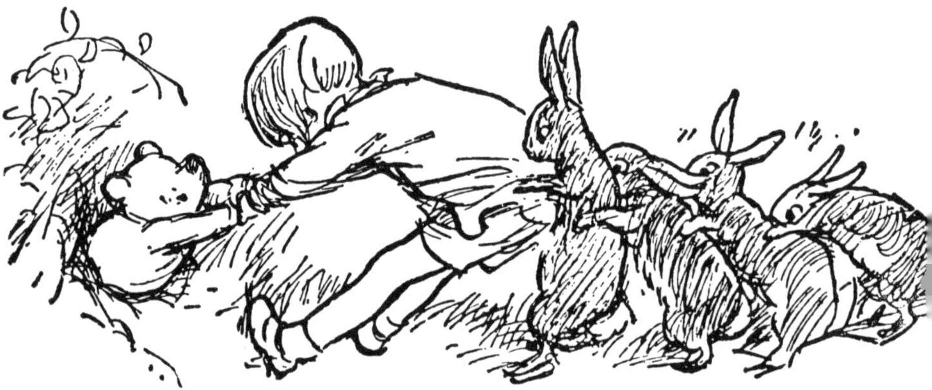

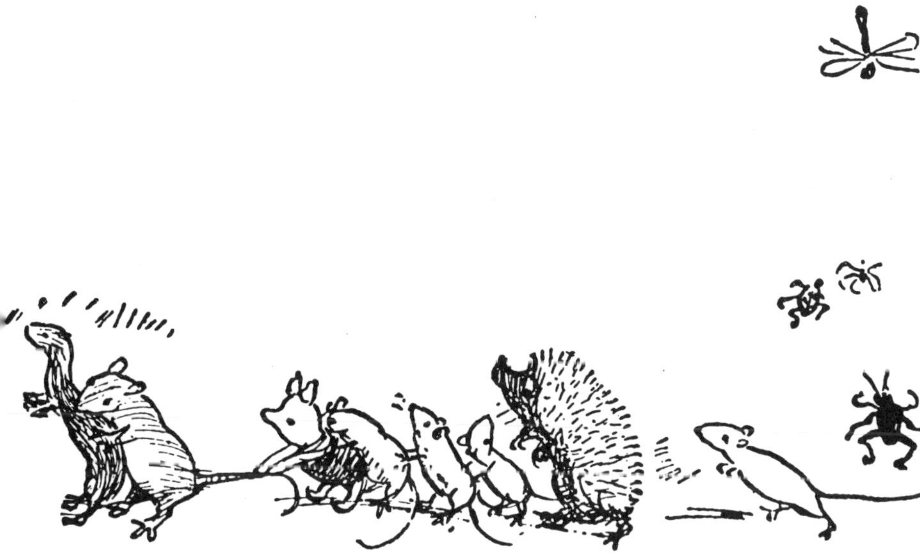

PUS STRETCHING-TIPP:
Eine der angenehmsten Stretching-Übungen ist das Recken nach einem Topf Honig auf dem obersten Schrankbrett - vor allem so gegen elf Uhr vormittags.

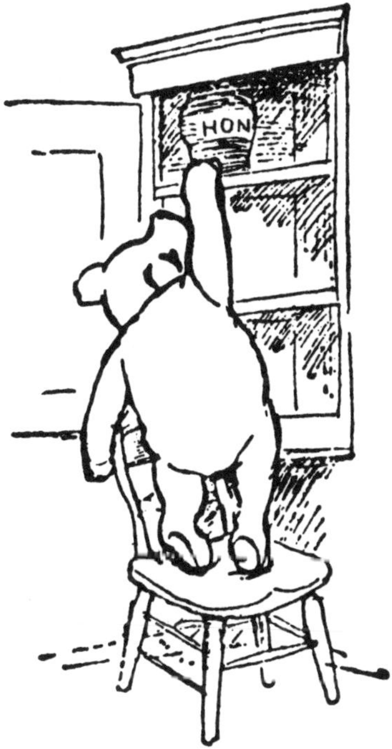
HON

# Freilufttraining

*Zuerst gingen Pu und Kaninchen und Ferkel nebeneinander und Tieger rannte im Kreis um sie herum, und dann, als der Pfad sich verengte, gingen Kaninchen, Ferkel und Pu hintereinander und Tieger rannte in Rechtecken um sie herum, und irgendwann … rannte er vor ihnen auf und ab und manchmal stieß er dabei ungestüm mit Kaninchen zusammen.*

*Pu baut ein Haus*

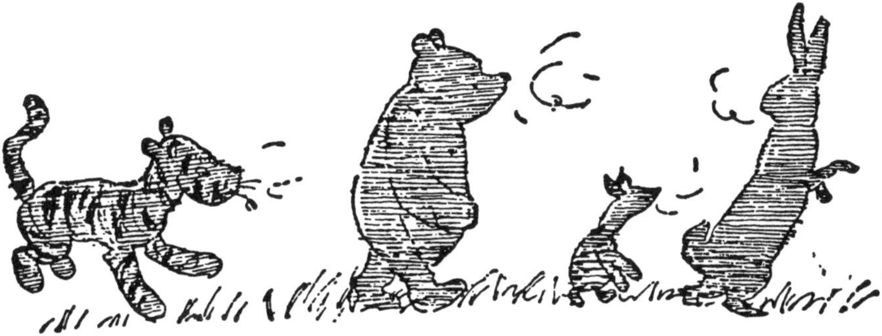

Sport in der freien Natur ist beliebt, besonders wohltuend und bedeutet meist, verschiedene Übungen an verschiedenen Tagen zu absolvieren. Freilufttraining eignet sich vortrefflich für das Leben im Hundertsechzig-Morgen-Wald. Wer die folgenden Betätigungen mit Energie und Regelmäßigkeit ausführt, ist auf dem besten Weg zu körperlicher Fitness. Zu Fuß einen Freund besuchen, den Nordpohl entdecken, auf einen Baum klettern ...

## Gehen

Gehen ist überall und immer eine hervorragende Übung für den ganzen Körper. Gehe flott und atme dabei tief durch, um die gesundheitsfördernde Wirkung auf Herz, Lunge und Muskulatur zu maximieren. Ein bestimmtes Ziel, zum Beispiel Eules Haus für einen Ordentlichen Tee, ist hilfreich, und ein munteres Gesumm leistet gute Schrittmacherdienste.

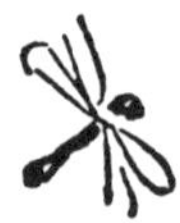

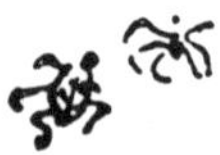

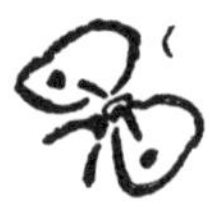

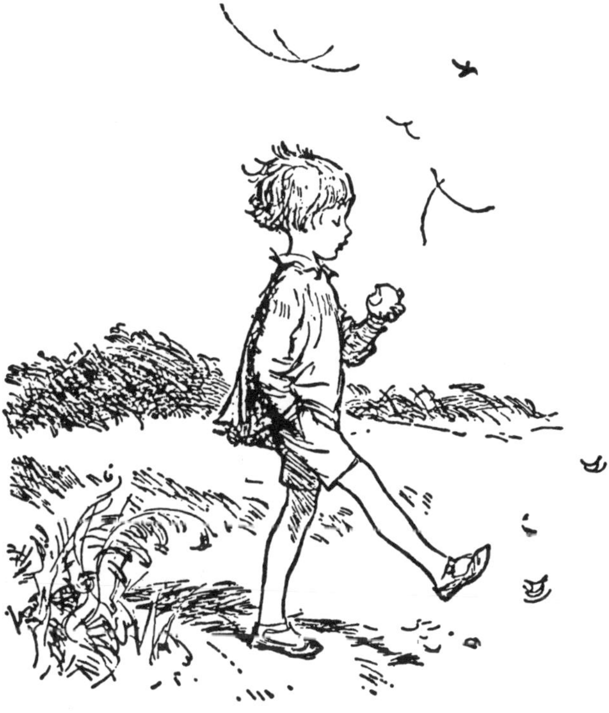

Empfehlung: Regelmäßig gehen, am besten mit einem Freund. So hält man sein Übungsprogramm besser durch. Außerdem ist es zu zweit viel angenehmer.

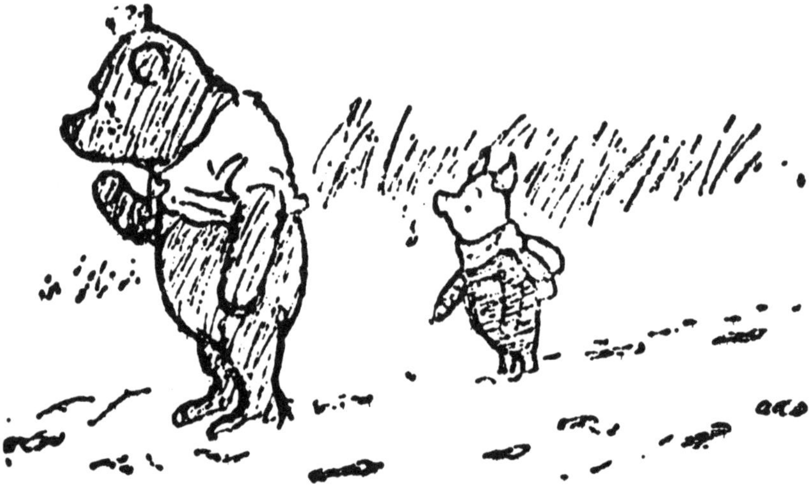

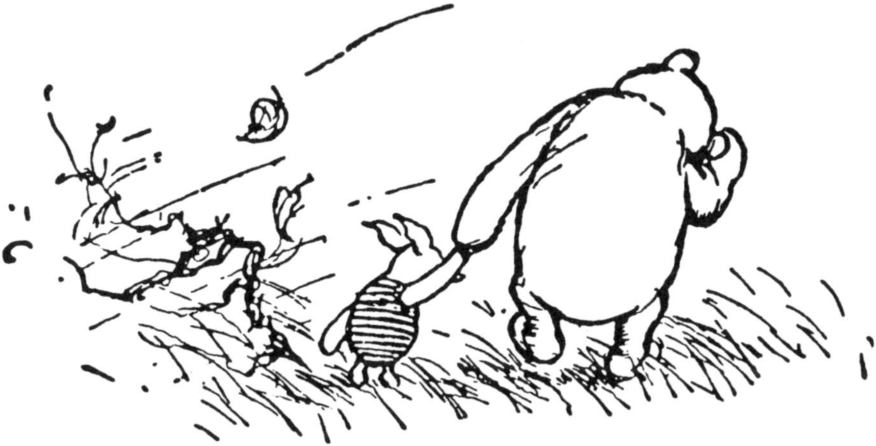

WARNUNG: Lass auch bei schlechtem Wetter niemals einen Spaziergang ausfallen. Du wirst bald feststellen, dass wetterfeste Kleidung ungünstigen »atmosssphärischen Konditzzzionen« trotzt. Gegen den Wind anzugehen ist sogar eine ganz besonders nützliche Übung.

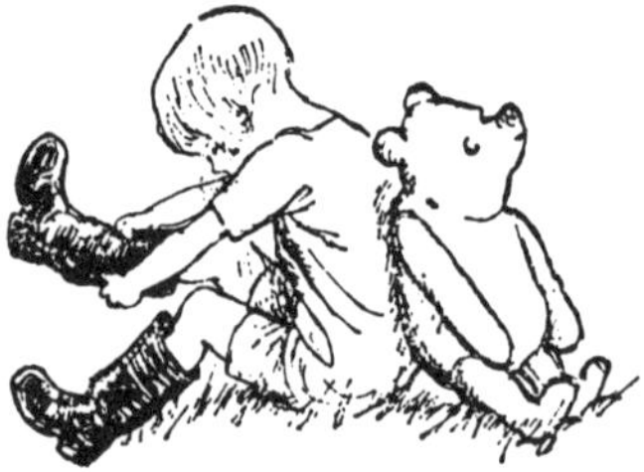

Christopher Robins Tipp:
Zieh große Stiefel an, lade
alle deine Freunde ein und nenne das
Ganze eine Expotition (Proviant nicht
vergessen!). So wird ein Spaziergang
besonders interessant.

Diese spezielle Übung zur Kräftigung und Stärkung der oberen und unteren Körpermuskulatur bereitet einigen keine Probleme, während sie für andere mit gewissen Risiken verbunden ist.

Wenn ein Ast bricht, unterliegen selbst überaus erfahrene Kletterer der Gefahr eines Sehr Schlimmen Unfalls.

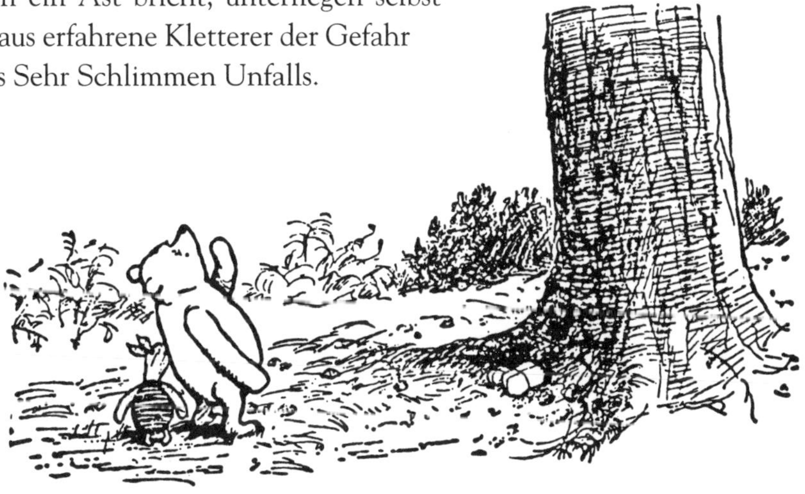

EMPFEHLUNG: Klettere langsam und vorsichtig, sosehr es dich auch drängen mag, den Wipfel des Baumes zu erreichen (oder den Honig, den es dort vielleicht zu holen gibt).

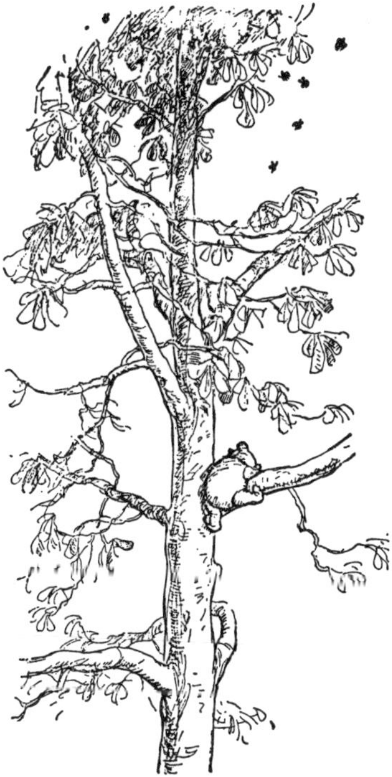

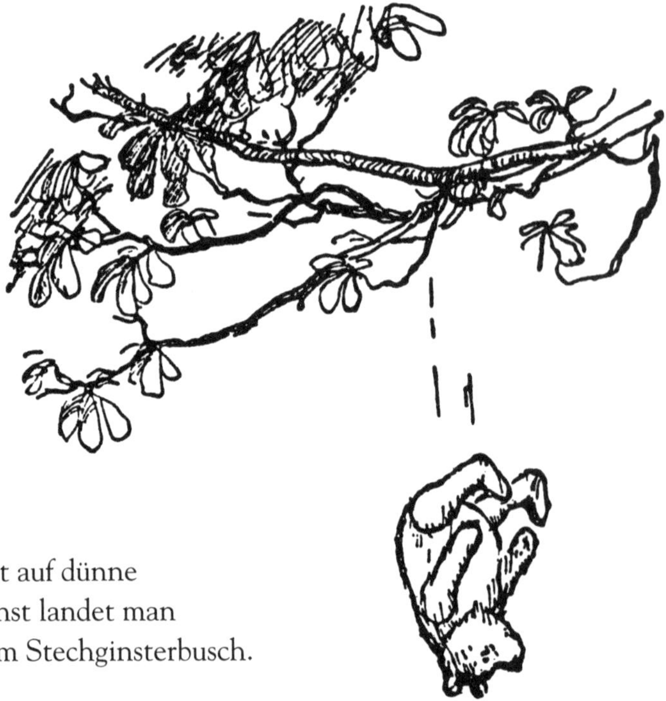

Warnung: Nicht auf dünne Zweige treten, sonst landet man vielleicht in einem Stechginsterbusch.

Tiegers Tipp fürs Bäumeklettern:
Falls du ein Tieger bist, denke stets daran, dass Tieger nur rauf- und nicht runterklettern können, weil ihnen ihr Schwanz dabei im Wege ist. Versuche dir diese Tatsache in Erinnerung zu rufen, bevor du den Wipfel eines Baumes erreichst.

## SCHNURKLETTERN

Auch Schnurklettern ist eine hervorragende Übung für den ganzen Körper, die obendrein Spaß macht. Darüber hinaus ist es eine sehr nützliche Fertigkeit für Notfälle - zum Beispiel wenn dein Haus umgeweht wurde und du feststellst, dass die Tür auf einmal die Decke ist.

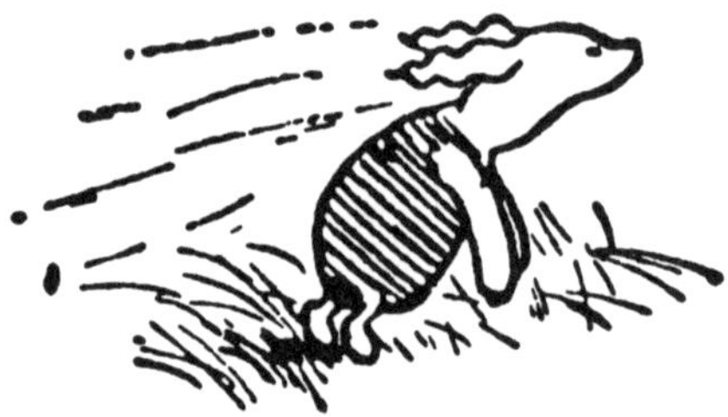

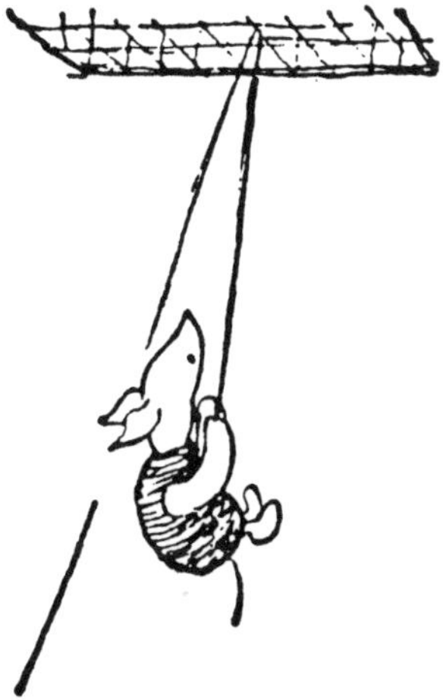

EMPFEHLUNG: Vergewissere dich, dass mindestens zwei Freunde unten auf dem Boden bleiben und die Schnur festhalten. Außerdem sollte eine zweite Schnur in Reserve sein, falls die erste reißt.

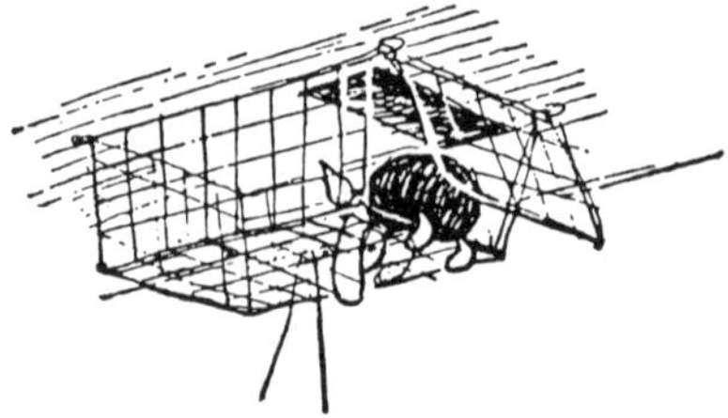

<u>Warnung:</u> Man ruft seinen Helfern auf keinen Fall »Kuckt mal: *ich*!« zu, während man klettert. Auf lange Sicht hat man mehr davon, wenn die Helfer die Schnur fest im Auge (und in den Händen) behalten.

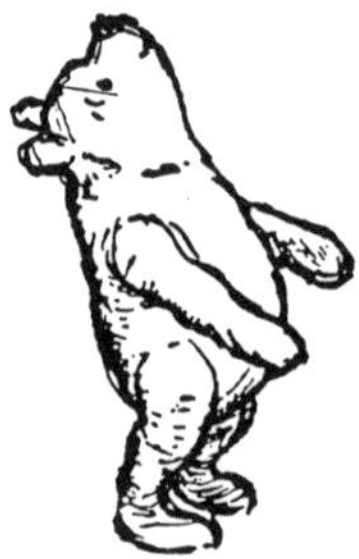

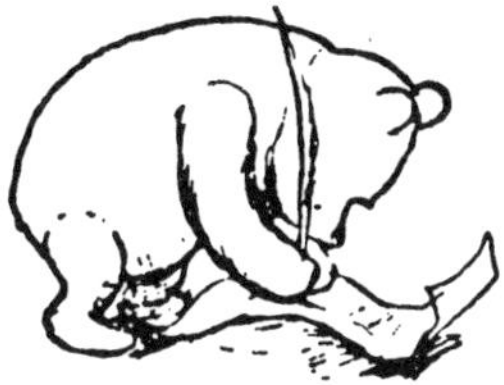

Ferkels Tipp fürs Schnurklettern:
Wer merkt, dass er anfängt zu zagen, sollte daran denken, dass sein Klettern Etwas Ganz Großes sein wird, worüber man später spricht. Vielleicht wird sogar jemand ein Respektvolles Pu-Lied darüber schreiben.

Wassersport eignet sich nicht nur an kühlen Tagen zur Abhärtung und an heißen Tagen zur Erfrischung, sondern er bietet darüber hinaus eine angenehme Möglichkeit zur Kräftigung der Muskulatur. Außerdem ist er für jeden etwas - wenn auch nicht unbedingt etwas, das Spaß macht.

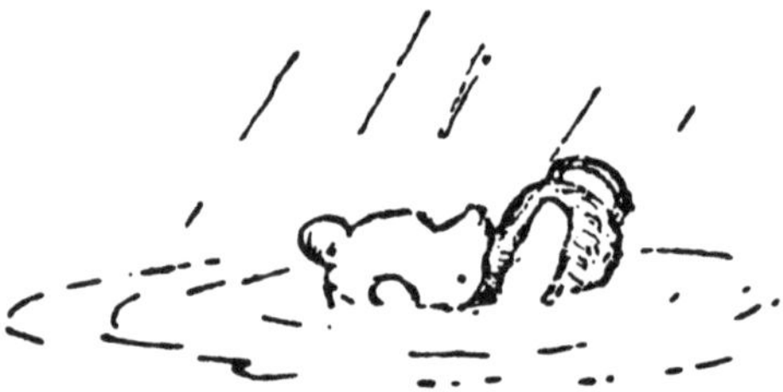

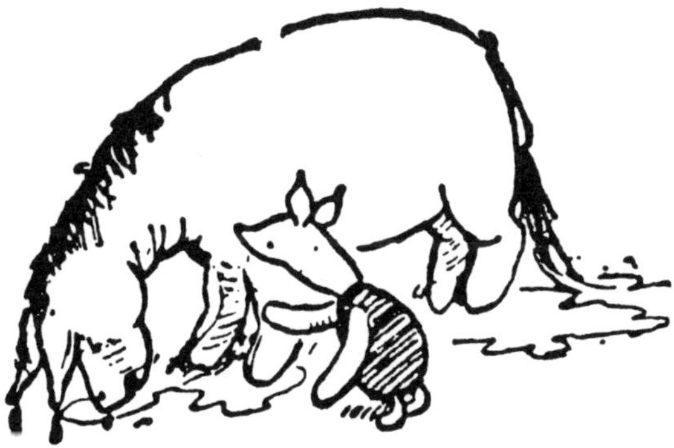

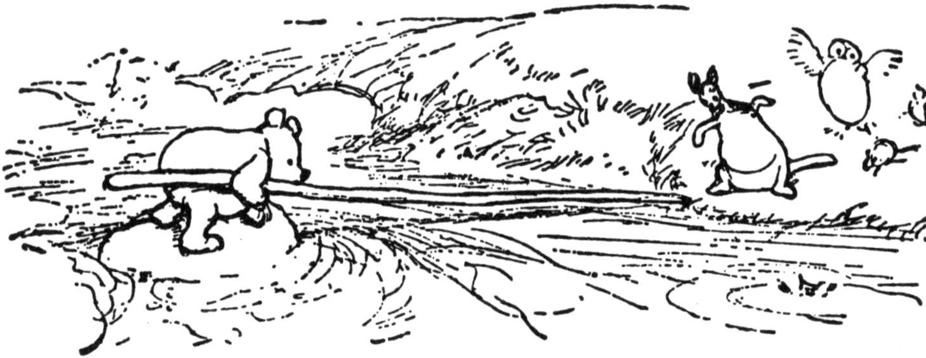

EMPFEHLUNG: Befolge beim Schwimmen das Motto: »Zu zweit ist es viel angenehmer.« Behalte deinen Freund ständig im Auge, damit du ihm im Falle eines unvermittelten und vorübergehenden Eintauchens ins Wasser die rettende Hand (oder Pfote) reichen kannst.

WARNUNG: Esel sollten niemals so lange in einem Bach, Fluss oder kalten Teich schwimmen, dass ihr Schwanz nachher völlig abgestorben ist.

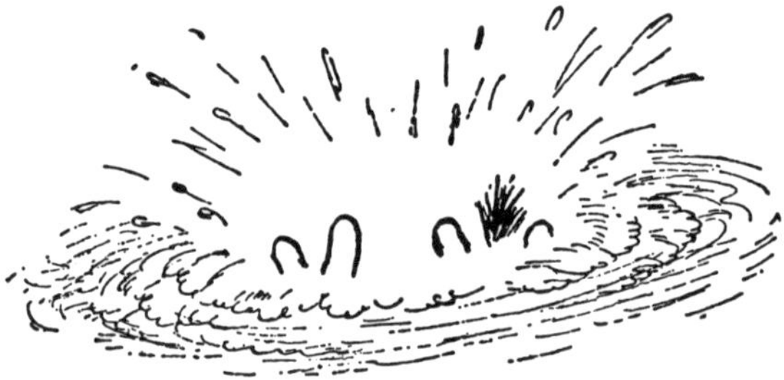

I-Ahs-Schwimm-Tipp:
Lerne sowohl tauchen als auch schwimmen. Sonst kann es passieren, dass man schwere Schläge auf den Brustkorb einstecken muss, weil jemand große Steine auf einen fallen lässt.

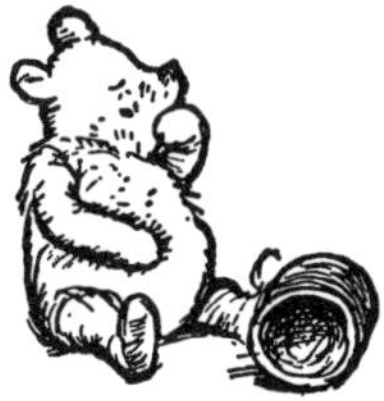

Pus Wassersport-Tipp:
Ein Honigtopf ist ein ideales Schwimmgerät.
Nimm den größten Topf, den du hast, und verschließe
ihn sorgfältig. Natürlich solltest du ihn zuvor
gänzlich leer gegessen haben.

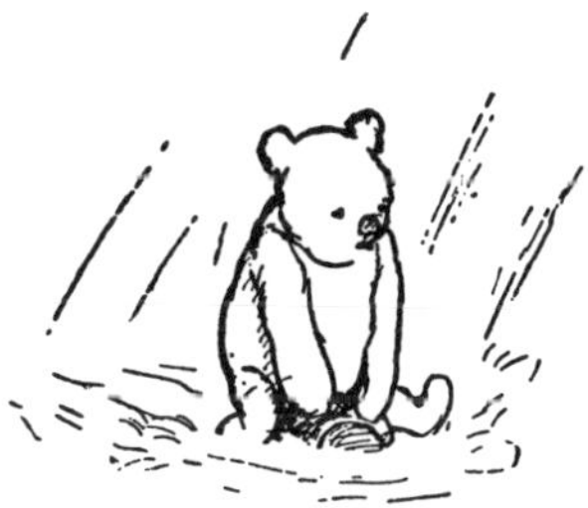

# Aerobic

*Plötzlich blieb Winnie-der-Pu stehen und zeigte aufgeregt nach vorn. »Kuck mal!«*

*»Was?«, sagte Ferkel und sprang in die Luft. Und dann, um zu zeigen, dass es keine Angst gehabt hatte, sprang es noch ein paar Mal in die Luft und das sah aus wie Turnübungen.*

*Pu der Bär*

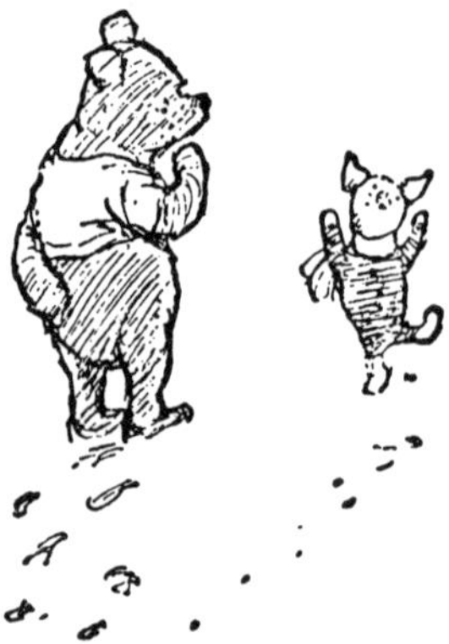

Zusätzlich zu den Übungen in der freien Natur wie Gehen, Klettern und Schwimmen empfiehlt es sich, seine Kondition noch intensiver zu trainieren. Mehrere - wenn auch durchaus nicht alle - Bewohner des Hundertsechzig-Morgen-Waldes machen regelmäßig Aerobic.

## Springen

Springen, die wohl verbreitetste sportliche Übung im Wald, macht Alt und Jung gleichermaßen Spaß und lässt sich fast überall betreiben. Springen fällt manchen (wie beispielsweise Känga) leichter als anderen (wie beispielsweise Kaninchen), doch mit ein wenig Übung bringt es jeder leicht zu einer gewissen Meisterschaft.

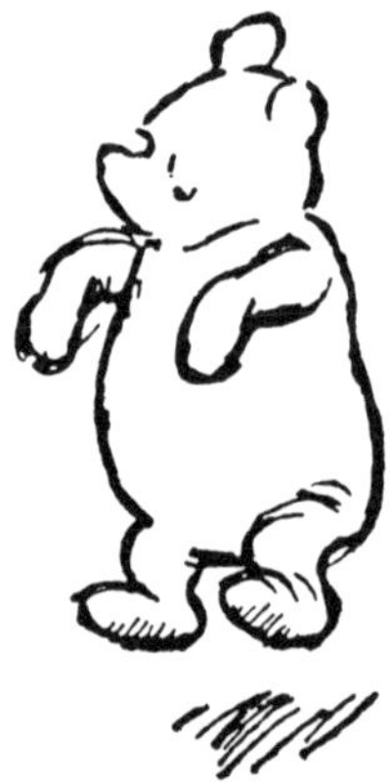

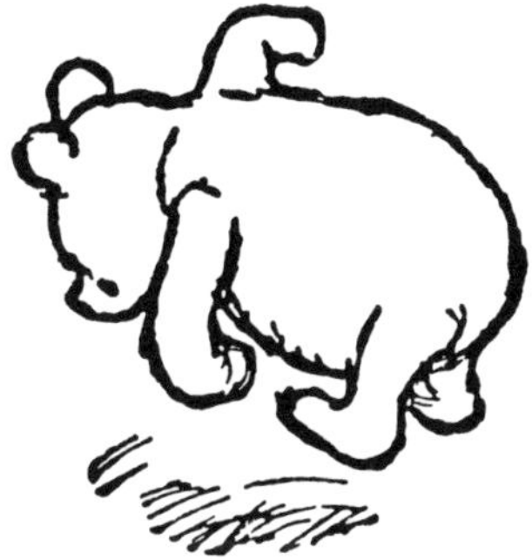

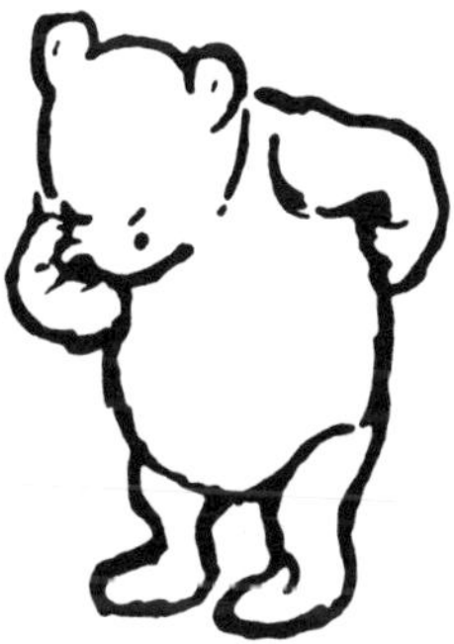

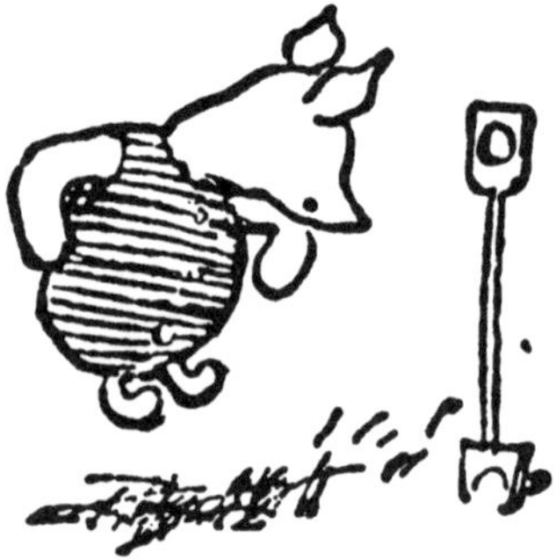

EMPFEHLUNG: Man springt bei jeder sich bietenden Gelegenheit kräftig auf und ab, zum Beispiel auf der Stelle, wo man Heicheln gepflanzt hat.

WARNUNG: Achte stets darauf, wohin du springst, vor allem bei der sandigen Stelle im Wald, damit du nicht in ein Mauseloch fällst.

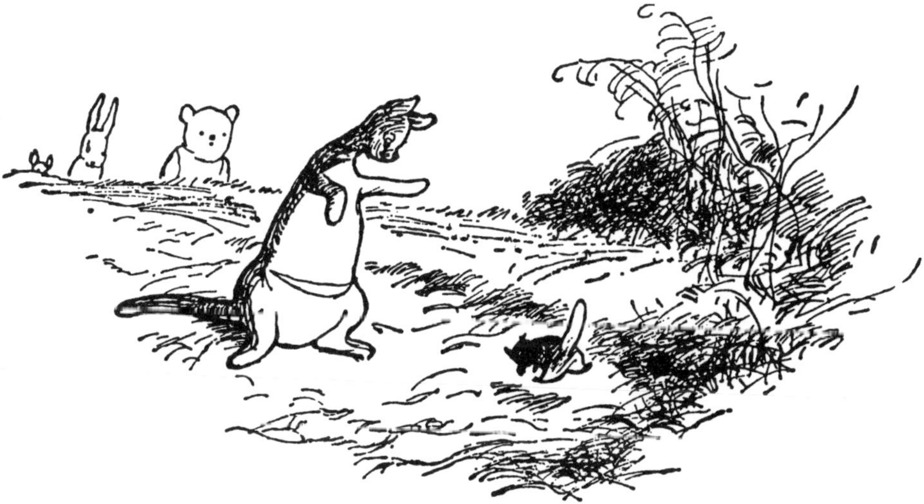

Kängas Spring-Tipp:

Wer so viel zu tun hat, dass er nicht regelmäßig Zeit für sportliche Aktivitäten erübrigen kann, springt einfach statt zu gehen, wenn er irgendwohin will. Wer sich etwas mehr verausgaben möchte, sollte sich vorher etwas Schweres in den Beutel stecken.

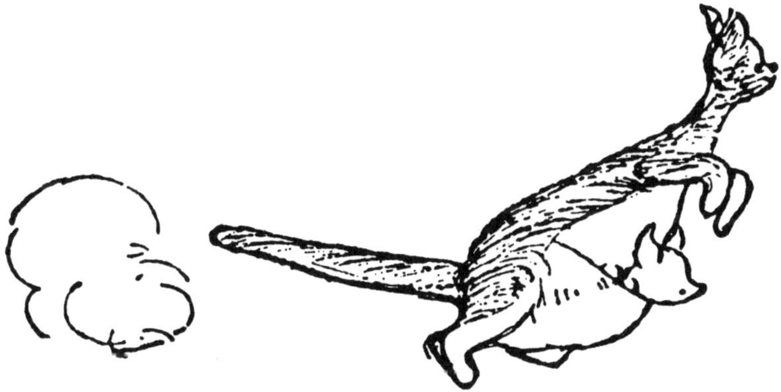

## Ungestümsein

Ungestümsein, nicht zu verwechseln mit dem zielgerichteteren Springen, ist im Grunde Ausdruck überbordender Lebensfreude und eine natürliche Seinsweise - für manche. Aber es ist auch eine ausgezeichnete Aerobic-Übung.

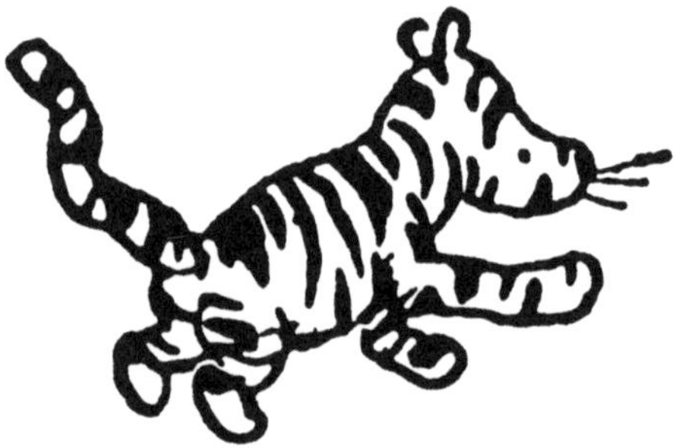

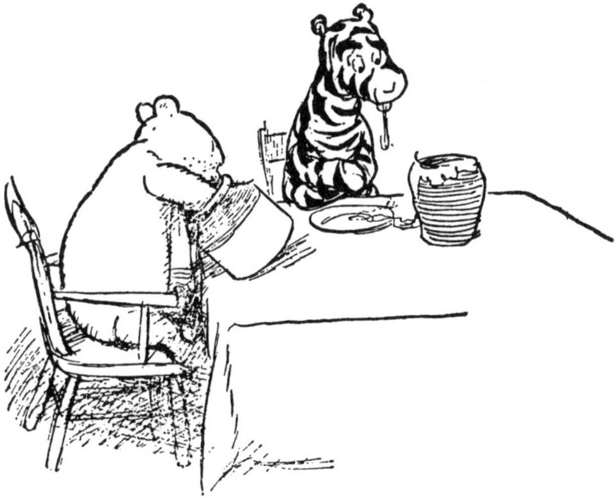

EMPFEHLUNG: Man nehme unbedingt ein gesundes, ausgewogenes Frühstück zu sich - möglichst fettarm und reich an Kohlenhydraten -, bevor man einen Tag lang energisch ungestüm ist, was viele Kalorien verbraucht.

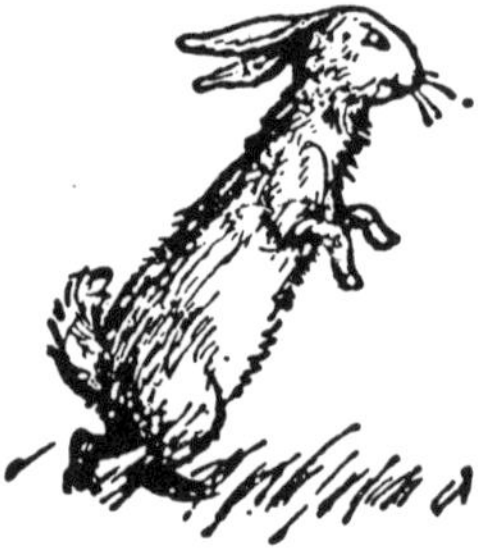

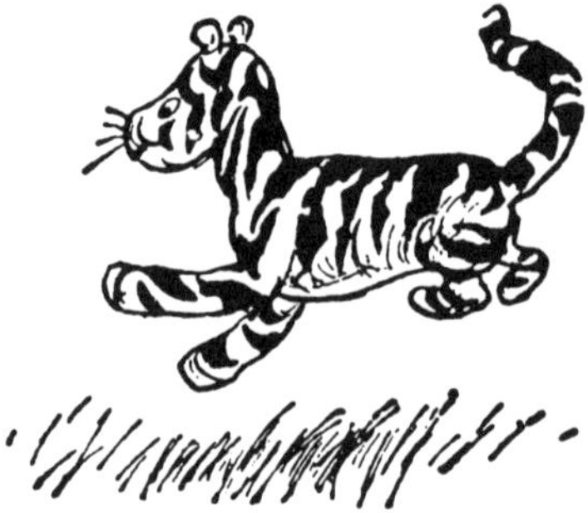

WARNUNG: Sei im Beisein anderer nicht allzu ungestüm, sonst könnte jemand auf die Idee kommen, dich im Wald zu verlieren, damit du gestüm wirst.

I-AHS TIPP FÜRS UNGESTÜMSEIN:
Stoße am rutschigen Ufer eines Flusses möglichst niemanden voller Ungestüm von hinten, es sei denn, du bist sicher, dass der Betreffende schwimmen gehen möchte.

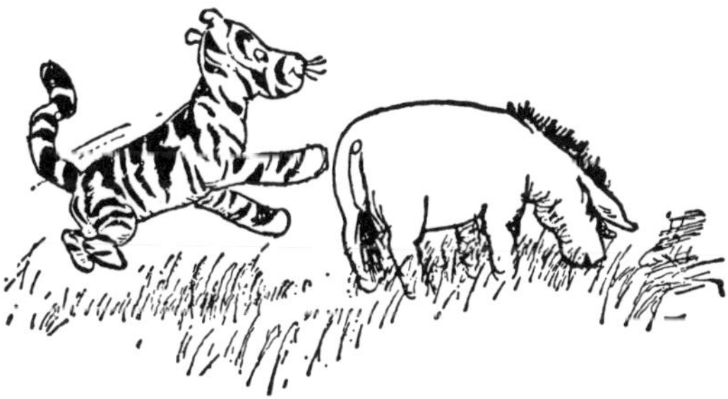

## Joggen

Joggen zählt zu den anstrengendsten Aerobic-Übungen. Wohl deshalb wird es von Pu und seinen Freunden nur selten praktiziert. Dennoch ist Joggen ausgezeichnet für die Kondition (und eine gute Methode, nicht zu spät zum Tee zu kommen).

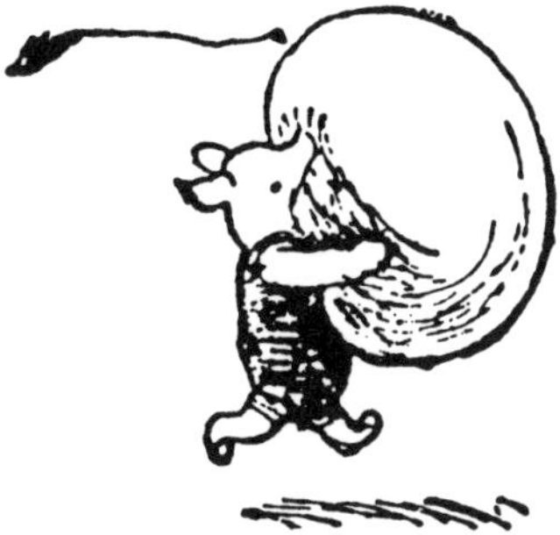

<u>Empfehlung:</u> Achte beim Joggen darauf, wo du hintrittst, sonst bleibst du mit dem Fuß in einem Kaninchenloch hängen.

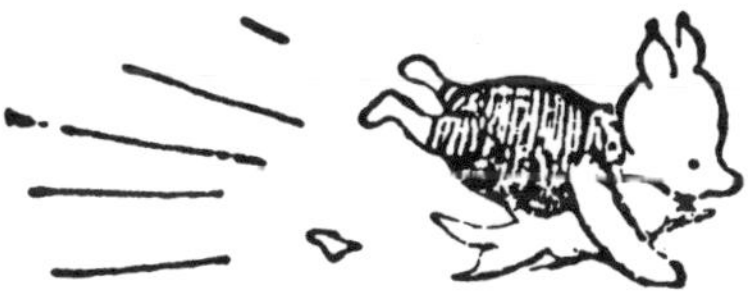

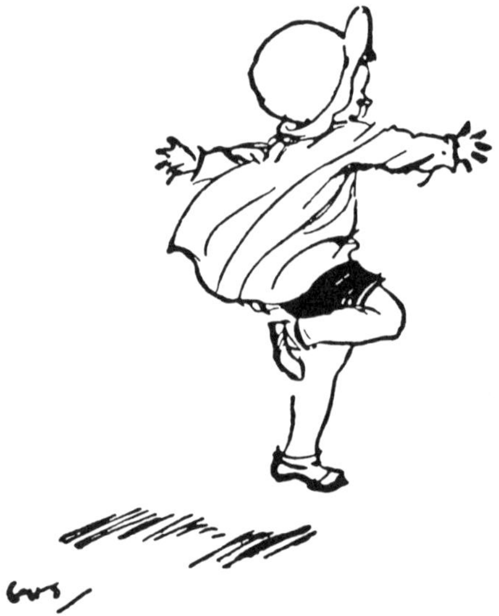

WARNUNG: Man läuft beim Joggen niemals so schnell, dass man weder das schöne Wetter noch die Natur genießen kann. Es genügt zu traben, zu hüpfen oder zu hoppeln.

I-AHS JOGGING-TIPP:
Bloß nicht.

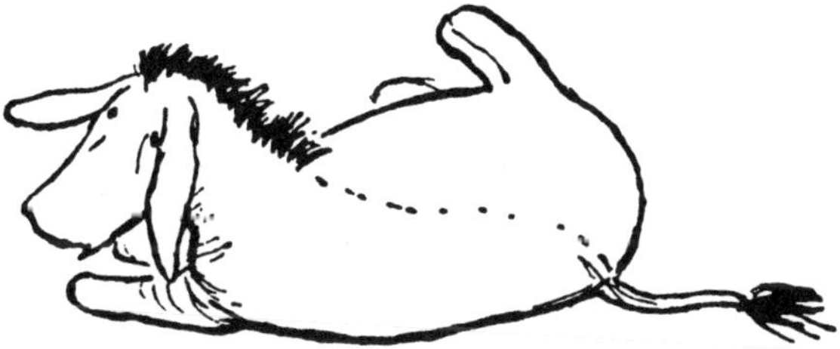

# Übungen für Problembereiche

*Eule erläuterte die Sache mit der erforderlichen Rückenmuskulatur. Sie hatte das Pu und Christopher Robin schon einmal erklärt und seitdem auf eine Gelegenheit gewartet, es wieder zu erklären, denn es ist dies eine Sache, die man ganz leicht zweimal erklären kann, bevor irgendjemand weiß, wovon die Rede ist.*

*Pu baut ein Haus*

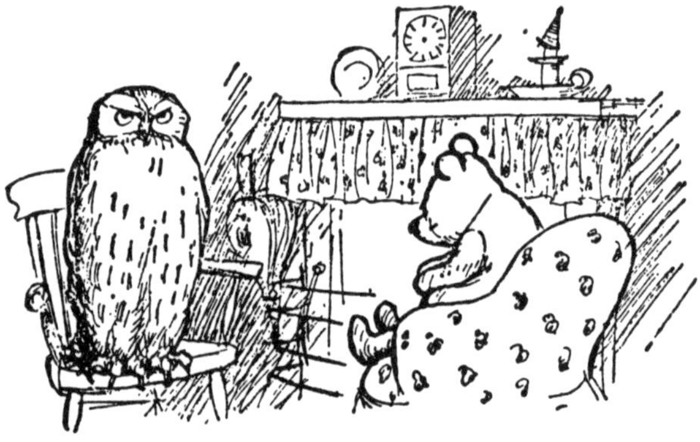

Fast jeder möchte schlanker werden, seine Muskulatur kräftigen oder eine bestimmte Körperpartie besser herausarbeiten. Glücklicherweise sind alle folgenden alltäglichen Aktivitäten gleichzeitig gute Übungen für Arme, Pfoten, Flügel und/oder Bäuche.

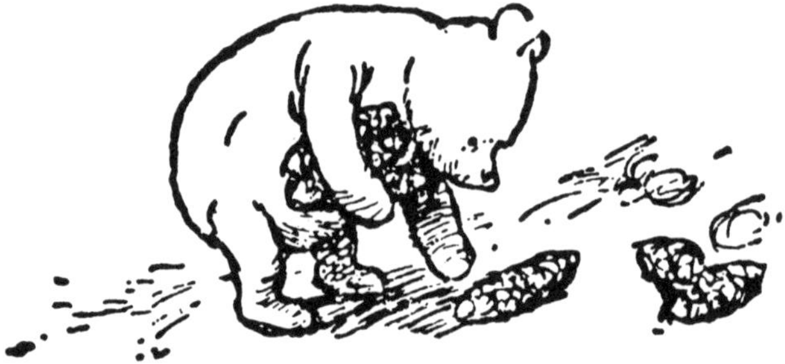

**Tannenzapfen- und Stöckesammeln** – Macht eine schlanke Taille und strafft den Bauch. Mindestens ein dutzend Mal wiederholen, damit du genug Zapfen und Stöcke zusammenhast um anschließend »Pu-Stöcke« spielen zu können.

**Graben** – Eine ausgezeichnete Übung für Arme, Brust und Schultern, bei der man gleichzeitig etwas Nützliches leisten kann, zum Beispiel eine listige Falle für Heffalumps bauen.

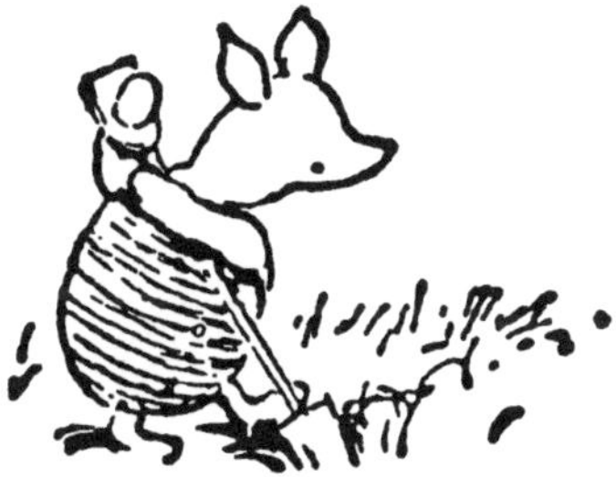

**Ballongleiten** – Stärkt nicht nur die Arme, sondern kann auch den Bauch füllen, wenn man nahe genug an einen Honigbaum herangleitet.

EMPFEHLUNG: Überprüfe vor dem Gleiten die Wetterbedingungen. Bei unzureichendem Wind wirst du einfach nur hinauf in den Himmel schweben - und dort bleiben.

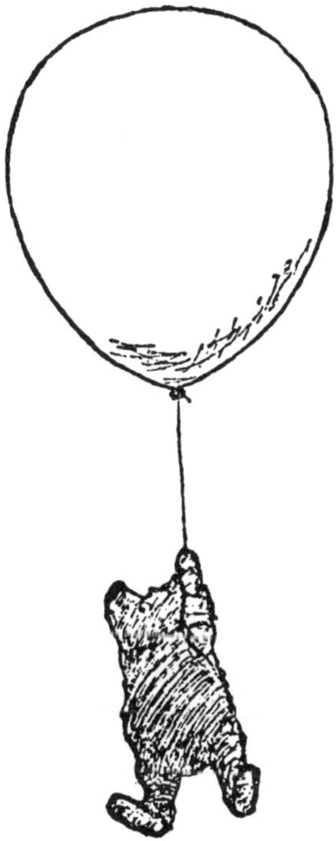

WARNUNG: Beim ersten Mal nicht zu lange gleiten. Sonst könnten die Arme steif werden - und das eine Woche lang oder länger.

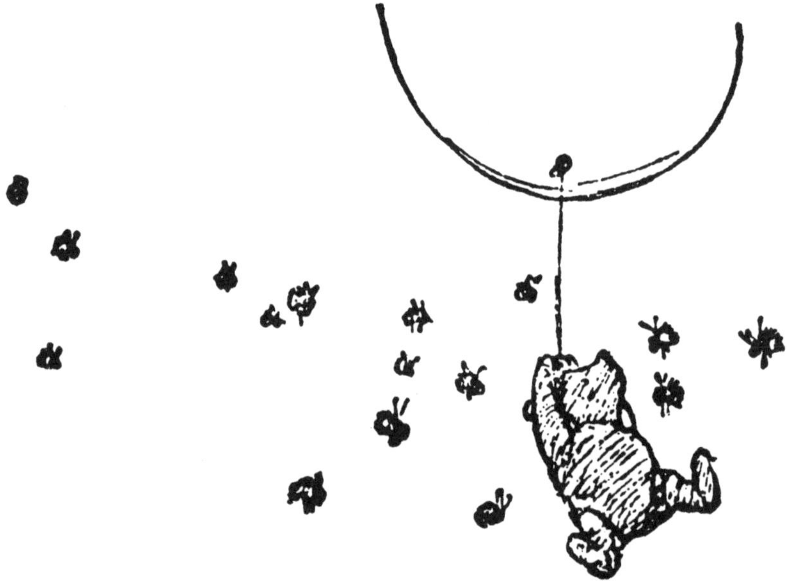

Pus-Ballongleit-Tipp:
Wenn man sich an einer schlammigen
Stelle wälzt und einen blauen Ballon verwendet,
könnten die Bienen einen für eine kleine schwarze
Wolke in einem blauen Himmel halten.
(Vielleicht aber auch nicht.)

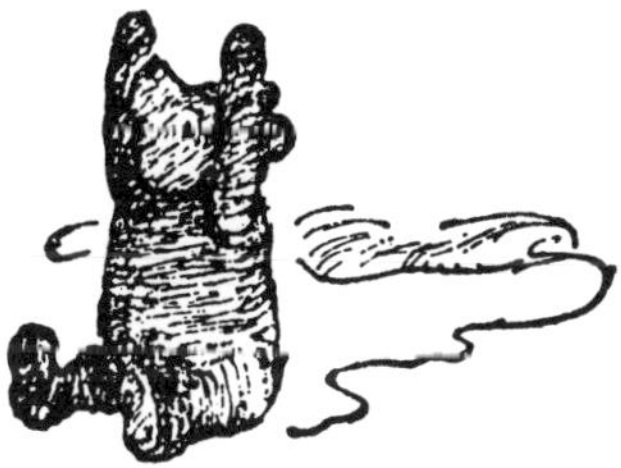

**Fliegen** – Um die Flügel zu trainieren, schlägt man sie kräftig auf und ab und lässt sich zwischendurch einfach nur gleiten.
Man bedenke jedoch, dass für das Fliegen mit einem Passagier, auch wenn es sich um ein noch so kleines Tier handelt, die erforderliche Rückenmuskulatur unerlässlich ist.

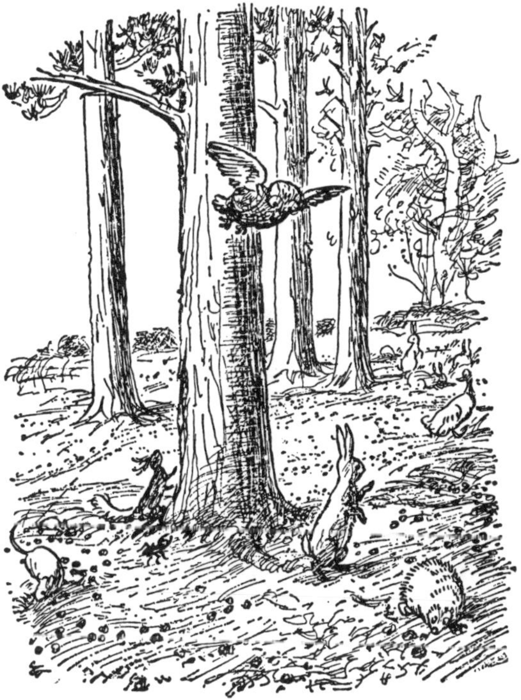

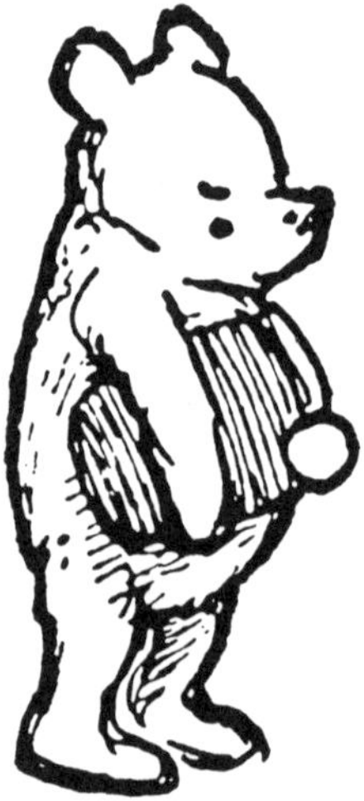

**Honigtopftragen und -heben** – Einen Topf voller Honig zu tragen ist eine hervorragende Übung für den ganzen Körper. Durch leichtes Kippen des Topfes etwas über Schulterhöhe kräftigt man die Arme (und macht - natürlich - den Topf leichter).

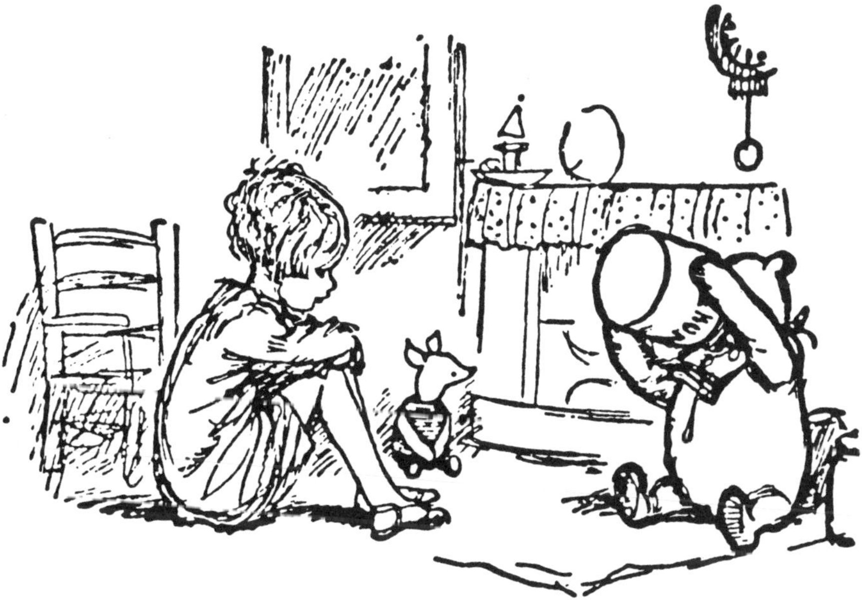

**Kraftübungen** – Besonders beliebt bei Pu, der sie regelmäßig macht - leider aber nicht so regelmäßig wie Honigtopfheben.

EMPFEHLUNG: Recke dich, so hoch du kannst, bevor du dich vornüberbeugst und versuchst den Boden zu erreichen.

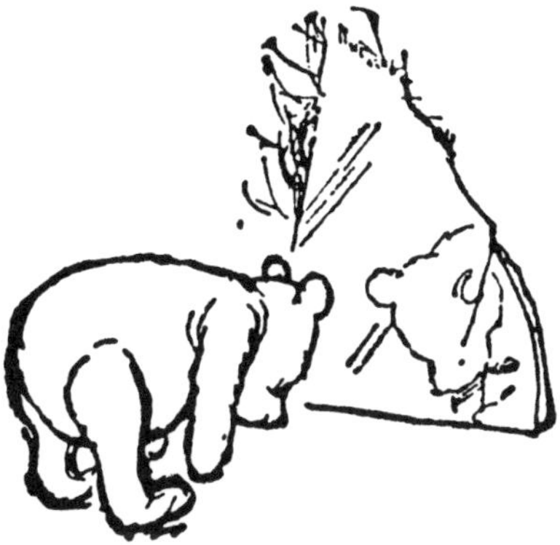

<u>Warnung:</u> Niemals zu schnell strecken und beugen, sonst kann es passieren, dass man »Oh, Hilfe!« sagen muss, wenn man versucht die Zehen zu erreichen.

Pus Tipp für Kraftübungen:
Während der Übung kann einem ein Gesumm in den Sinn kommen. Man habe Geduld und denke immer daran, dass ein Gesumm nicht zu den Sachen gehört, die man einfach packen kann. Man wird von *ihnen* gepackt.

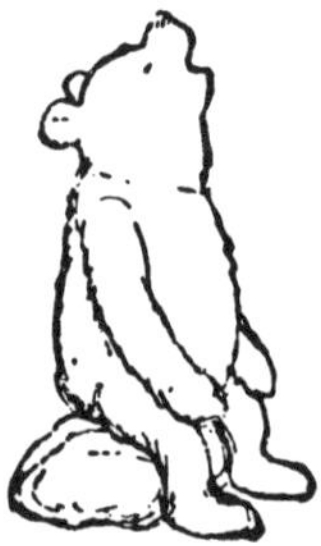

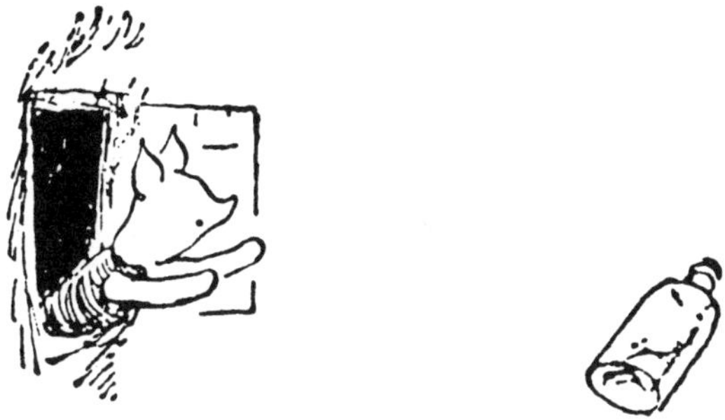

**Flaschenwerfen –** Gut, um die Arm- und Pfotenmuskulatur herauszuarbeiten, aber eigentlich nur dann sinnvoll, wenn man völlig von Wasser umgeben ist und eine Botschaft senden muss.

# COOL DOWN

Lange betrachteten sie den Fluss unter sich und sagten nichts und der Fluss sagte auch nichts, denn an diesem Sommernachmittag fühlte er sich ruhig und friedvoll.

*Pu der Bär*

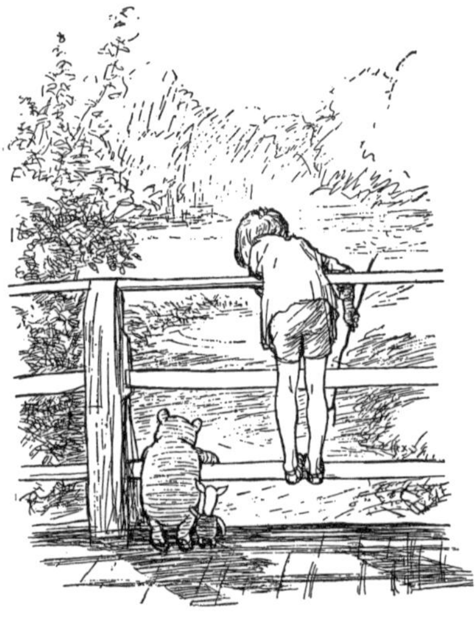

Die Cool-Down-Phase nach dem Training ist für den Körper ebenso wichtig wie das Aufwärmen vorher. Wie viele Bewohner des Hundertsechzig-Morgen-Waldes wirst vielleicht auch du darin den angenehmsten Teil des Fitnessprogramms sehen.

## Schwanzwedeln

Eine gute Möglichkeit die Übung allmählich ausklingen zu lassen und sich abzukühlen. Man wedele mit dem Schwanz nach links und nach rechts, nach oben und nach unten.

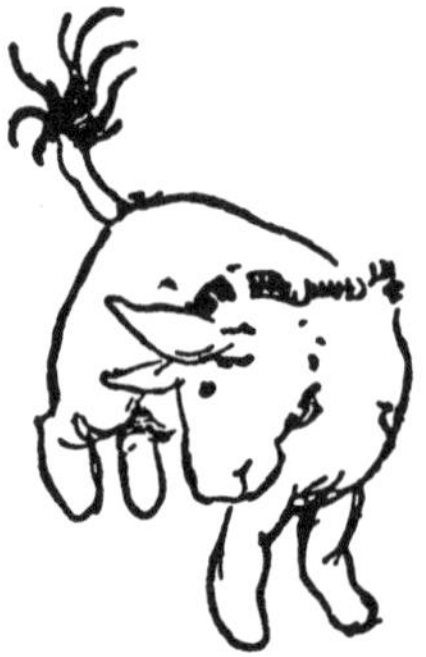

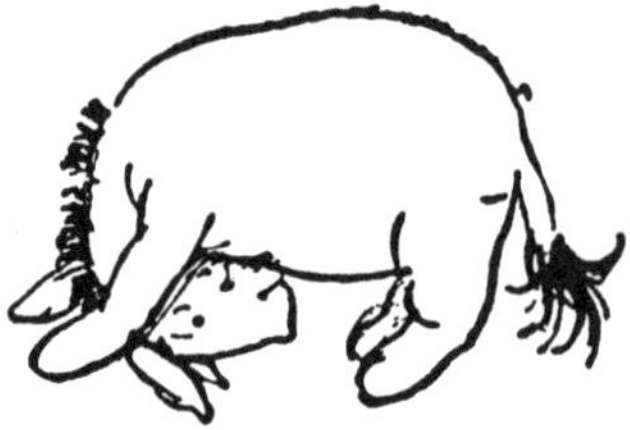

Empfehlung: Drehe den Kopf und recke den Hals, damit du sehen kannst, wie der Schwanz in alle Richtungen schwingt.

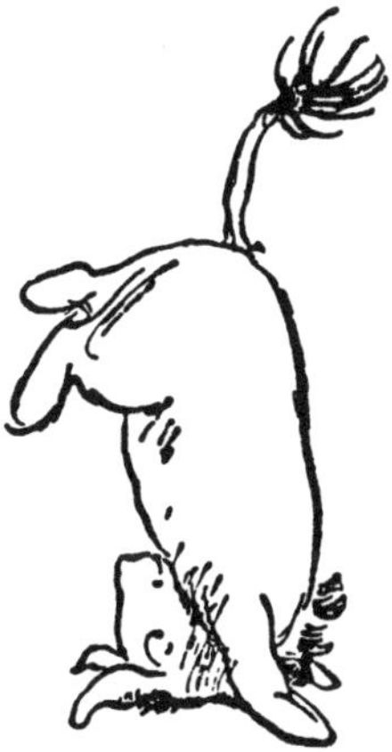

WARNUNG: Nicht zu lebhaft wedeln, sonst fängst du unter Umständen an zu toben - was zwar Spaß macht, aber keine gute Übung für die Cool-Down-Phase ist.

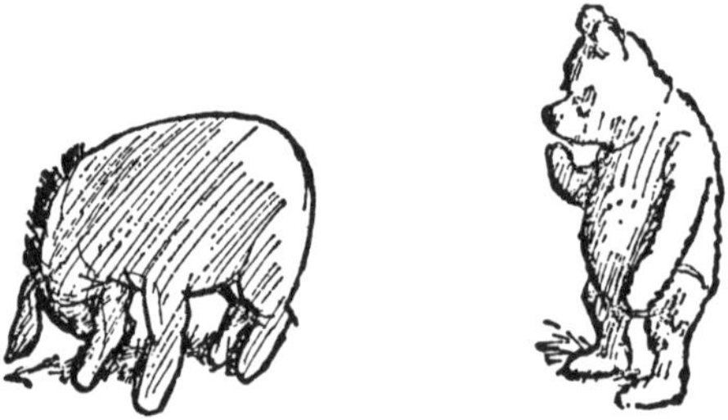

I-AHS SCHWANZWEDEL-TIPP:
Verliere den Schwanz nicht, sonst
hast du nichts, womit du wedeln kannst;
es sei denn, jemand macht sich die Mühe
und sucht ihn für dich.

## Pusteblumenblasen

Man hält die Pusteblume vor sich, atmet langsam tief ein, atmet dann langsam, aber kräftig aus und versucht so viele Pusteblumensamen wie möglich wegzublasen. (Die Übung eignet sich auch dafür herauszufinden, ob etwas in diesem Jahr, im nächsten Jahr, irgendwann oder nie sein wird.)

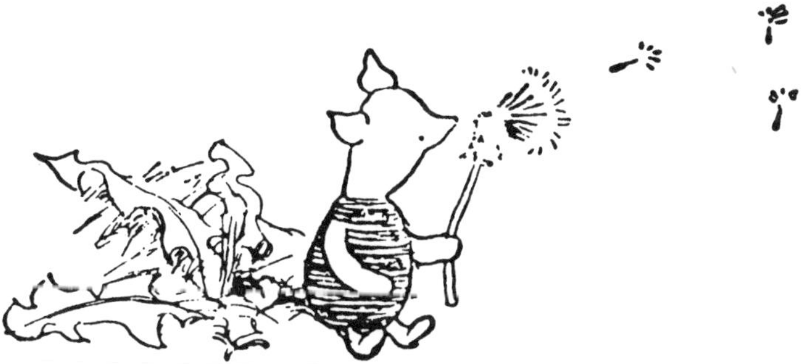

## Luftholen

Suche dir eine bequeme Stelle zum Sitzen, schließe die Augen und atme langsam und tief. Lausche den Geräuschen des Waldes oder singe ein kleines Gesumm. So entspannen sich deine Muskeln schneller, während du abkühlst.

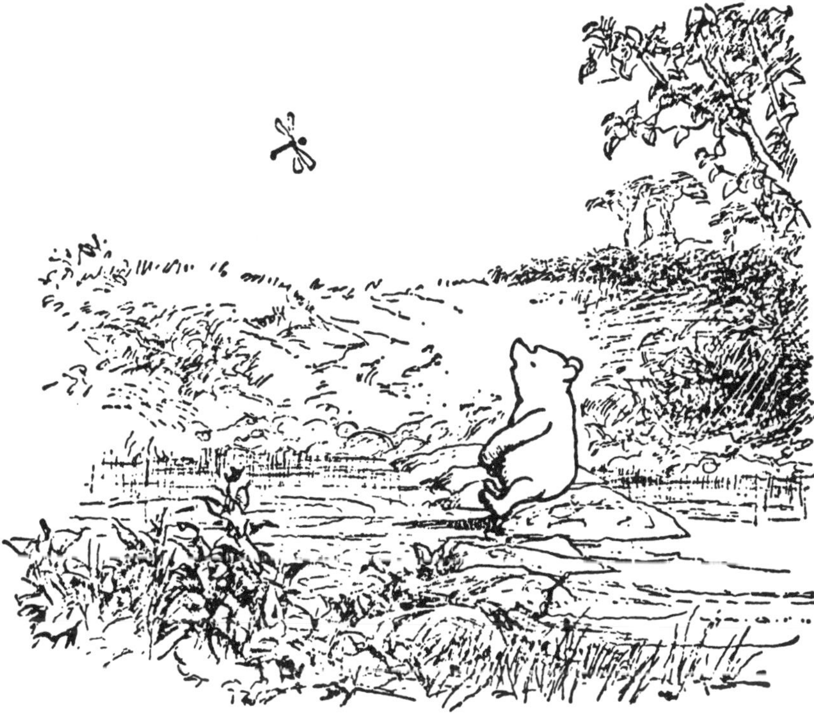

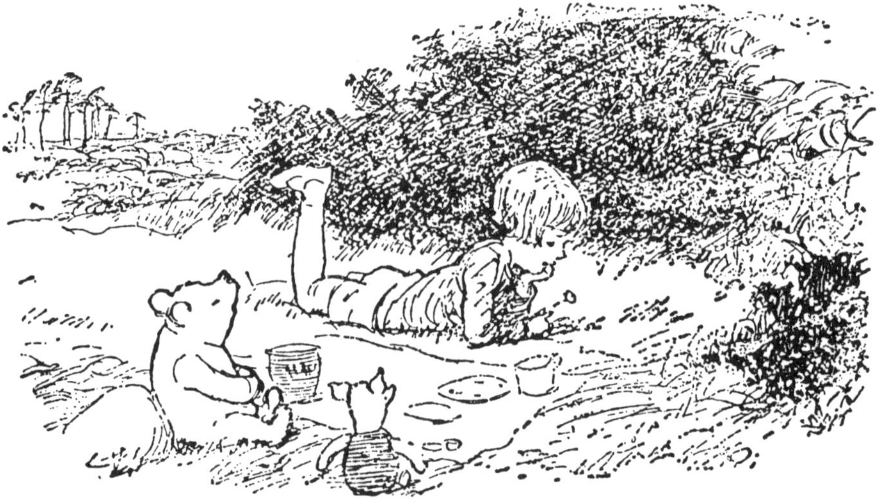

Pus Tipp für nach dem Sport:
Am besten erholt man sich nach dem Sport - oder einer anderen Aktivität -, wenn man mit seinen Freunden einen kleinen Mundvoll Irgendwas zu sich nimmt.

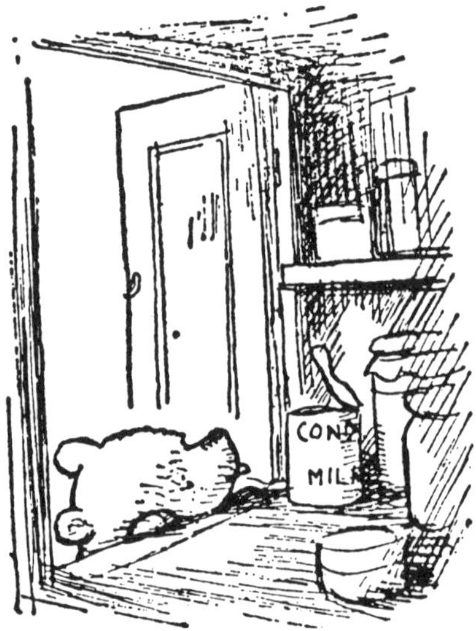
CON
MIL